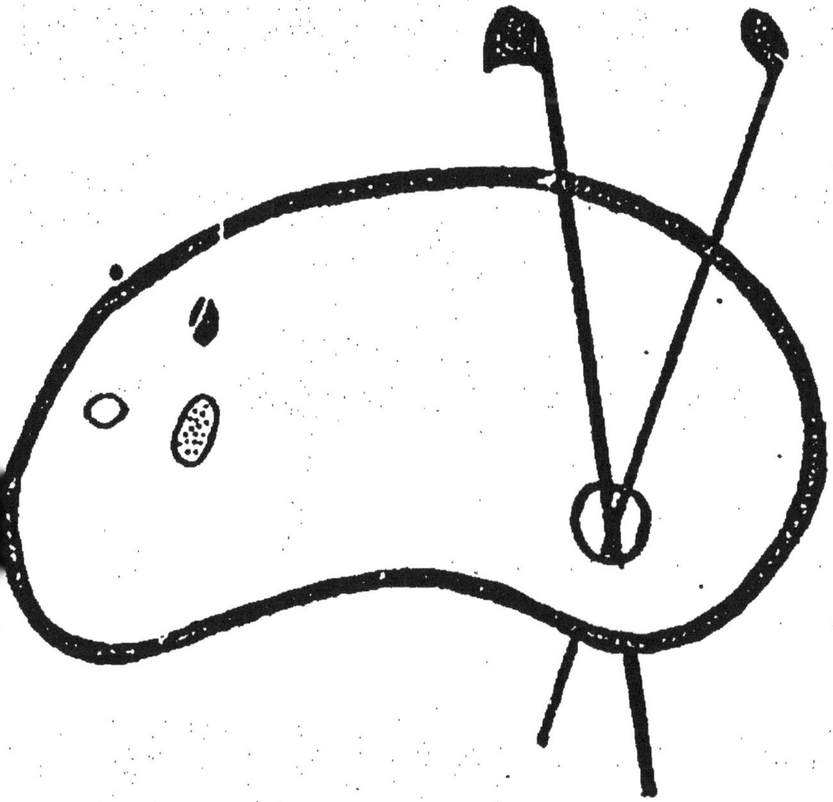

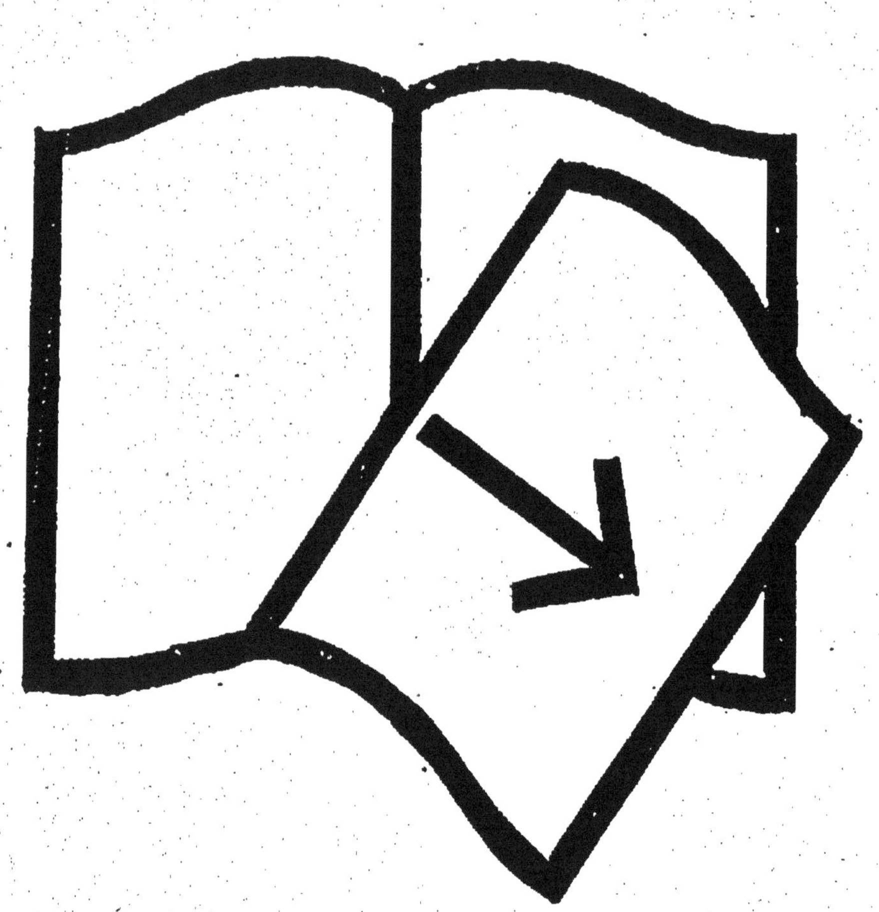

Couverture inférieure manquante

OPPOSITION

ENTRE

L'HYSTÉRIE ET LA SAINTETÉ

PAR

LE P. J. DE BONNIOT

de la Compagnie de Jésus

(Extrait du COSMOS)

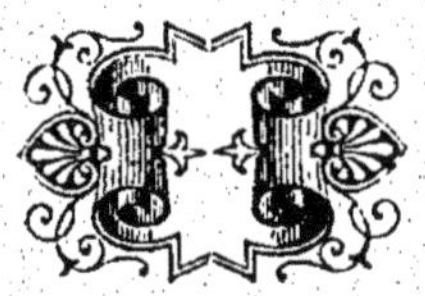

PARIS

LETOUZEY ET ANÉ, ÉDITEURS

51, rue Bonaparte, 51

—

1886

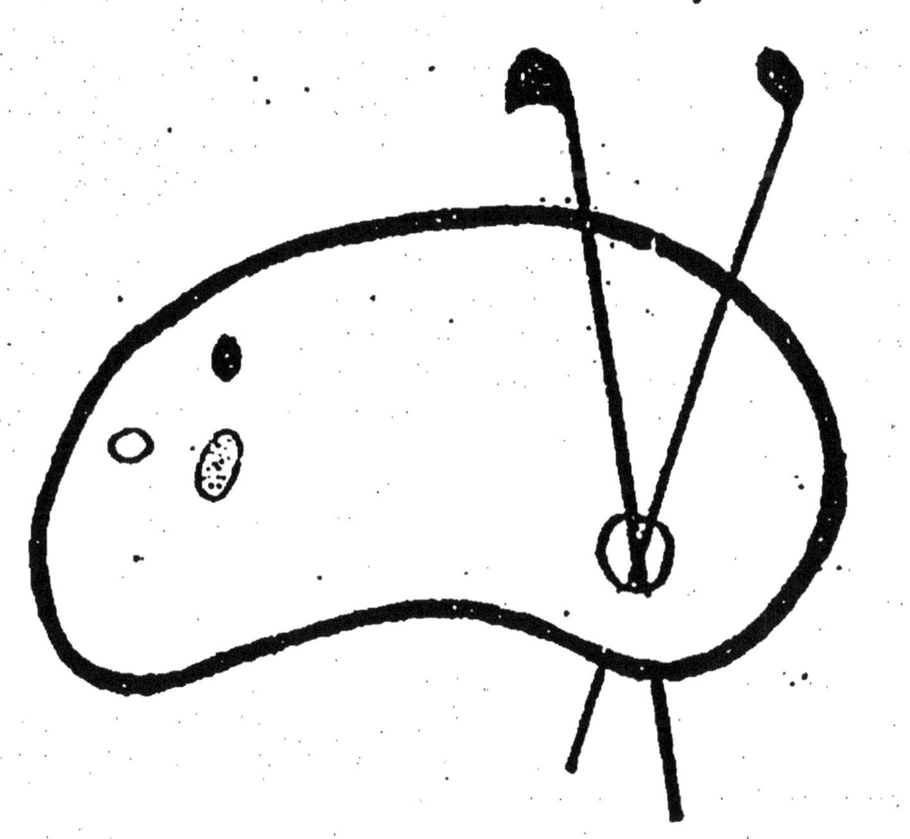

FIN D'UNE SERIE DE DOCUMENTS
EN COULEUR

OPPOSITION

ENTRE

L'HYSTÉRIE ET LA SAINTETÉ

PAR

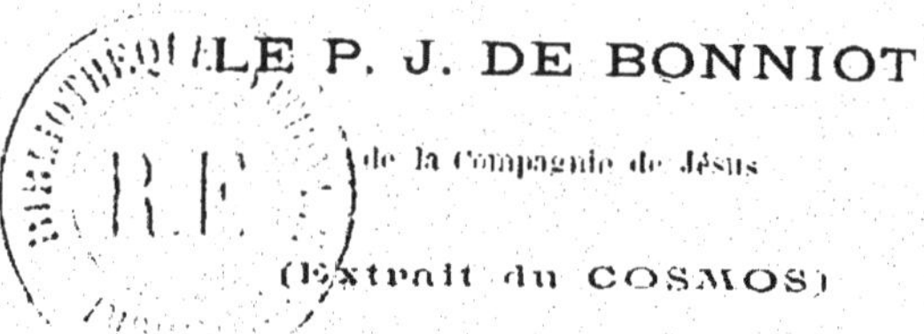

LE P. J. DE BONNIOT

de la Compagnie de Jésus

(Extrait du COSMOS)

PARIS

LETOUZEY ET ANÉ, ÉDITEURS

51, rue Bonaparte, 51

—

1886

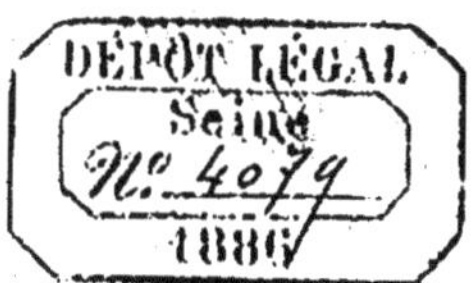

OPPOSITION

ENTRE

L'HYSTÉRIE ET LA SAINTETÉ

On a beaucoup parlé dans ces derniers temps, et non sans passion, de névrose et de mysticisme. Les médecins, disons-le avec tout le respect dû à leur profession et à leur caractère, sont généralement fort ignorants des choses de la religion, leurs connaissances philosophiques mêmes ne sont pas toujours à la hauteur de leur savoir médical. Ils confondent volontiers avec les maladies du système nerveux certains états extraordinaires dont la vie des saints offre de fréquents exemples. Evidemment, en pareille matière, leur demi-compétence rend leur opinion suspecte et la prive, quoi qu'ils disent, de toute autorité : nous ne serions pas sages de les croire sur parole. D'autre part, dans le monde pieux, on est assez universellement porté à confondre le surnaturel avec l'extraordinaire, et il n'est pas rare que l'on prenne pour des faveurs divines ce qui, en fait, n'est que défaillance de la nature. De là, échange réciproque de sentiments où l'estime a une part médiocre ; les uns crient à l'impiété, les autres répondent : simplicité. Nous pensons que la vérité est au milieu.

Pour plus de précision, bornons-nous à la névrose si connue sous le nom d'hystérie : c'est surtout autour de celle-là qu'on a fait du bruit.

L'hystérie a fort mauvaise réputation. C'est la faute de l'ancienne médecine, qui l'avait étudiée de travers et qui lui donna un nom où son erreur s'est figée pour les siècles. Les savants ont secoué l'erreur, pas plus tôt cependant qu'au deuxième quart de ce siècle; mais, ceux qui ne sont pas au courant de la science continuent à se laisser tromper par le nom. L'indignation de plusieurs, en voyant des saintes qualifiées d'hystériques, n'a pas d'autre motif. Une preuve péremptoire et accessible à tous les esprits que l'*hystérie* n'a rien d'*hystérique*, c'est que le sexe fort, en dépit de sa constitution sexuelle, n'y échappe pas toujours. « L'hystérie, dit M. Charles Richet, est une maladie nerveuse qui n'est pas plus lubrique que les autres maladies nerveuses, et, malgré l'effroi qu'elle inspire à des personnes à demi instruites, nous pouvons dire hardiment que cet effroi n'est pas justifié. » Le docteur Lebreton, dans son étude sur la *Paralysie hystérique*, constate que les sensations honteuses sont souvent abolies par cette maladie. En voilà plus qu'il ne faut, croyons-nous, pour calmer tous les scrupules.

Ce qu'on peut dire de plus général et de plus simple au sujet de l'hystérie, c'est de la définir: un affolement chronique du système nerveux. Un affolement, car toutes les fonctions de cet important appareil n'ont plus rien de fixe, de réglé; un certain nombre, tantôt les unes, tantôt les autres, suivant les divers malades, sont dépravées, et toutes peuvent le devenir en dehors de toute prévision. Nous parlons des fonctions et non de l'appareil organique. Il n'a pas encore été possible de découvrir l'ombre de lésion dans les nerfs des hystériques, de telle sorte que, jusqu'ici, l'on n'a le droit d'affirmer dans l'hystérie autre chose que des troubles fonctionnels à l'état chronique. Briquet, spécialiste, dont le nom a une autorité universellement reconnue dans la matière, fait consister l'essence de l'hystérie en deux caractères, à savoir: une irritabilité extraordinaire du système nerveux sous les impressions douloureuses, et une grande impuissance de réagir contre ces affections. On comprendra mieux la justesse de ce point de vue après ce que nous allons dire, sans prétendre étudier l'hystérie sous tous ses aspects. Il suffira d'en marquer les traits qui intéressent le philosophe et le théologien.

Il faut distinguer, dans l'hystérie, un état permanent et un état de crises. Dans l'un et l'autre il y a des phénomènes caractéristiques soit de l'ordre mental, soit de l'ordre organique. Or nous allons voir que ni les uns ni les autres ne se rencontrent dans les saints personnages qu'on a prétendu assimiler aux hystériques. La conclusion suivra d'elle-même.

Quels sont donc les phénomènes que présente l'hystérique, d'abord d'une manière permanente, et en premier lieu dans l'ordre mental?

I

Il est possible de grouper les phénomènes d'ordre mental que présente l'hystérique d'une manière permanente autour d'un fait qui en est comme la cause générale. Les fonctions mentales de ces malades sont en effet universellement troublées, mais le trouble dont tous les autres semblent procéder est le trouble de la volonté.

« Les hystériques, dit le docteur Huchard (1), ne savent pas, elles ne peuvent pas, elles ne savent pas vouloir. » M. Charles Richet dit plus clairement (2) :

L'hystérie, c'est « l'impuissance de la volonté à réfréner les passions. »

Par passions, il faut entendre ce qu'il y a d'automatique dans la vie sensible. Ainsi entendue, et nous croyons que c'est au sens de l'auteur, la définition de M. Charles Richet a une grande portée philosophique.

(1) *Caractère, mœurs, état mental des hystériques*, par le docteur Henri Huchard, médecin de l'hôpital Tenon, Paris, 1882. — Nous ferons plus d'un emprunt à cette intéressante brochure.

(2) *L'homme et l'intelligence, fragments de physiologie et de psychologie*, par Charles Richet, agrégé à la Faculté de médecine à Paris. — Paris, 1884. — Nous citerons plus d'une fois ce livre, qui a de la valeur quand l'auteur oublie qu'il est incrédule.

La volonté libre est en effet la puissance qui introduit et conserve l'ordre dans les opérations de toutes les autres facultés de l'âme, dans les sensations, dans les souvenirs, dans les émotions, dans les désirs, dans les images, dans la succession même des idées, et jusque dans l'exercice du jugement et du raisonnement. Si la volonté s'efface, le reste ne disparaît pas, bien au contraire; l'activité des autres facultés s'exalte; mais leurs opérations se pressent, se poussent, se chassent, en désordre, à l'aventure; tout est livré au caprice du hasard. Ce n'est pas assez de dire que l'adulte est redescendu au niveau de l'enfant, car l'enfant a une volonté qui se forme, et l'hystérique, une volonté déformée. L'état de l'animal n'en donnerait pas même une idée : les phénomènes de la vie sensible sont réglés dans l'animal par l'instinct. La volonté raisonnable est destinée par la nature à mettre l'ordre dans l'essaim toujours bourdonnant des opérations de l'homme; quand ce principe d'ordre, unique pour lui, vient à manquer chez lui, c'est le chaos qui fait explosion. Après cette observation philosophique, il est facile de se rendre compte de l'état mental des hystériques tel qu'il est décrit par les spécialistes.

« Un premier trait du caractère des hystériques, dit le docteur Huchard, est la *mobilité*. Elles passent d'un jour à l'autre, d'une heure ou d'une minute à une autre, avec une incroyable rapidité, de la joie à la tristesse, du rire aux pleurs; versatiles, fantasques ou capricieuses, elles parlent dans certains moments avec une loquacité et une animation étonnante, tandis que dans d'autres elles deviennent sombres et taciturnes, gardent un mutisme complet, restent plongées dans un état de rêverie, de dépression mentale dont on peut difficilement les faire sortir; ... d'autres fois, au contraire, elles se mettent à rire d'une façon immodérée, sans motifs sérieux. Leur caractère change comme les vues d'un kaléidoscope, ce qui a pu faire dire avec raison, par Sydenham, que ce qu'il y a de plus inconstant chez elles c'est leur inconstance. »

M. Charles Richet a fort bien vu la raison de cette inconstance. Appelant passion, comme nous l'avons remarqué, les impulsions de la vie sensible, il dit que « la passion mène » les hystériques, « et elles se laissent conduire où la passion veut. Si c'est le vent de la colère ou de la jalousie qui souffle, tant pis ; elles se laissent aller, sans opposition, à la colère ou à la jalousie. Tant mieux, si c'est le vent de la charité ou de l'obéissance, car elles seront alors charitables ou obéissantes. Si la fantaisie de dire une impertinence ou une incongruité traverse leur cervelle, voilà que déjà l'impertinence ou l'incongruité est lancée. Les hystériques sont un peu semblables aux personnes qui ont pris du hachich... Aussi ne sait-on jamais exactement à quoi s'en tenir sur les sentiments de telle ou telle personne hystérique. Toute prévision serait téméraire, et il y aurait autant de bonnes raisons pour trouver cette personne bien disposée que pour la trouver mécontente. Ses sentiments d'ailleurs seront très passagers, et elle ne croira pas nécessaire d'établir de transition entre le rire et les larmes, le dépit et la satisfaction. Sa mauvaise humeur durera le temps de retourner un sablier, et elle se comportera comme les enfants qu'on fait rire aux éclats, alors qu'ils ont encore sur la joue les larmes qu'ils viennent de répandre. »

Qui croirait qu'il y a du plaisir à mentir, qu'il y a un instinct du mensonge ? L'homme fait ne le comprend pas sans peine, grâce à l'habitude contraire mise en lui par l'éducation. C'est un plaisir puéril, qui n'est au fond, sous une forme rudimentaire, que la satisfaction bien humaine d'humilier les autres pour goûter mieux le sentiment de sa propre supériorité. L'hystérique ne sent pas la bassesse de ce genre de petit triomphe, elle s'abandonne sans frein à l'instinct du mensonge.

« Un trait commun les caractérise, dit Tardieu (1), c'est la simulation instinctive, le besoin invétéré et incessant de

(1) *Étude médico-légale sur la folie*. Paris, 1880. — Cité par Huchard.

mentir sans cesse, sans objet, uniquement pour mentir, cela non seulement en paroles, mais encore en actions, par une sorte de mise en scène, où l'imagination joue le principal rôle, enfante les péripéties les plus inconcevables et se porte quelquefois aux extrémités les plus funestes. »

« Rien ne leur plaît plus, dit M. Ch. Richet, que d'induire en erreur ceux qui les interrogent, de raconter des histoires absolument fausses, qui n'ont même pas l'excuse de la vraisemblance, d'énumérer tout ce qu'elles n'ont pas fait, tout ce qu'elles ont fait, avec un luxe incroyable de faux détails. Ces gros mensonges sont dits audacieusement, crûment, avec un sang-froid qui déconcerte. »

Mais ce sont les personnes qui s'intéressent à elles qu'elles trompent avec le plus de plaisir. Les médecins surtout ont besoin de se tenir sur leurs gardes. « On se surprend quelquefois, dit Charcot, à admirer la sagacité ou la ténacité inouïe que les femmes qui sont sous le coup de la grande névrose, mettent en œuvre pour tromper. »

Nous lisons dans le docteur Huchard le fait suivant arrivé à Chomel : « Une malade entre dans son service, présentant des phénomènes nerveux dont la bizarrerie et l'étrangeté l'intéressent vivement ; il rédige soigneusement son observation, prend des notes, reste près d'elle pendant plus d'une heure, puis quand l'interrogatoire lui semble épuisé, il lui demande si elle n'a plus rien à dire : « Oui, monsieur, répond-« elle, c'est que de tout ce que je vous ai conté, il n'y a pas « un mot de vrai. » Pour quiconque a fréquenté les hystériques, ce trait de franchise est seul étonnant; car le médecin est obligé de lutter de ruse avec elles pour arriver à connaître la vérité.

Rien n'arrête ces malades pour attirer sur elles l'attention et l'intérêt par simulation, ni actions répugnantes, ni douleurs, ni blessures. On en a surpris qui avalaient les choses les plus dégoûtantes dans le but unique de mystifier leur médecin ; d'autres qui s'étaient tailladé le corps avec l'intention d'en faire matière d'accusation criminelle contre un innocent. Du reste, quand le mensonge prend la forme de la calomnie, il a pour elles un attrait de plus. Peu leur importe que l'accusation les déshonore elles-mêmes. Elles ont perdu le sentiment de l'honneur, si vif et si impérieux dans l'état normal. C'est au point qu'elles s'accusent elles-mêmes de crimes dont leur imagination fait tous les frais.

Après tout cela, si l'on veut bien considérer que l'hystérie est fort répandue, du moins sous ses formes modérées, on comprendra qu'il faut être très réservé pour admettre sur parole bon nombre de confidences. A bon entendeur, salut.

Voici maintenant une sorte de paradoxe. Ces volontés sans consistance, ces imaginations si mobiles, donnent des exemples d'une ténacité inouïe.

Certaines malades refusent toute alimentation, et on est obligé de les nourrir avec la sonde. D'autres s'astreignent à un mutisme absolu. Il en est qui refusent de marcher pendant des mois, ou qui restent obstinément les yeux fermés. Les observations, les inquiétudes des personnes qui les entourent, les laissent indifférentes. Elles persévèrent malgré tout dans leur entêtement ridicule.

Comment expliquer ces sortes d'accès de volonté dont une personne saine ne serait pas capable? Ce qui sommeille dans l'hystérique, ce qui devient par défaillance la cause de tous les désordres de son esprit, c'est bien la volonté, mais la volonté sensée, la volonté raisonnable, cette volonté qui est le principe de l'ordre dans le monde des phénomènes de l'âme. Est-elle grandement affaiblie, paralysée, la vie sensible, livrée à sa spontanéité native, se donne carrière de la manière la moins ordonnée. Mais toutes ces manifestations sont invariablement accompagnées d'un sentiment qu'elles flattent, qu'elles nourrissent, qu'elles exaltent. Cette passion, aux trois quarts animale, se fait ainsi sentir sans trêve à l'hystérique ; elle est en elle plus constante même que l'inconstance, pour employer le mot de Sydenham. C'est sur ce fond que repose l'entêtement de l'hystérique, qui n'est que la volonté sans raison. Pour le déterminer, il suffit que telle résolution réponde plus spécialement à l'appétit de l'amour-propre. Ainsi, parce qu'elle est volage, parce qu'elle n'a point de volonté raisonnable, l'hystérique doit être, à certains points de vue, fort entêtée.

Autre bizarrerie. Malgré leur égoïsme, les hystériques ont une sorte d'indifférence pour leur maladie. Il est très ordinaire que ces malades soient dans un état permanent de paralysie partielle des nerfs du mouvement, ou de ceux de la sensibilité, qu'elles soient en partie privées de la faculté de se mouvoir et de sentir : elles ne s'en plaignent pas, elles ne s'en aperçoivent pas toujours, et quand on le leur fait constater, elles ne s'en inquiètent pas. « Que l'on mette en regard, dit le docteur Huchard, deux malades, l'une avec une hémiplégie (paralysie de la moitié droite ou gauche du corps) permanente, compliquée de contracture due à une lésion quelconque des centres nerveux, l'autre avec une contracture hémiplégique de nature hystérique, la première ne verra pas sans une inquiétude toujours croissante la rigidité musculaire envahir de jour en jour davantage ses membres, immobilisés déjà par un long repos ; la seconde, c'est-à-dire l'hystérique, subit cette immobilisation prolongée avec une insouciance étrange... Ces malades (les hystériques) peuvent être atteintes d'une perte absolue et générale de toutes les diverses sensibilités, et cependant elles ont si peu de conscience de ce trouble profond qu'elles n'en parlent jamais, qu'elles peuvent marcher, se livrer à toutes sortes d'occupations sans en être le moins du monde incommodées, au point même qu'elles manifestent le plus souvent un grand étonnement quand le médecin attire la première fois leur attention sur ce point. » Il y a chez elles évidemment, non pas impuissance de pensée, leur pensée au contraire est emportée dans un tourbillon rapide et perpétuel, mais impuissance de réflexion. Arrêter sa pensée, la replier sur soi, est, malgré l'attrait de l'amour-propre, un travail dont elles sont incapables. L'hystérique est donc moins que personne en mesure d'écrire une véritable autobiographie, parce qu'elle est incapable de se connaître ; à plus forte raison d'entrer, en parlant de son état, dans des détails si exacts et si précis que les spécialistes n'en approchent pas. On voit peut-être que nous faisons allusion à l'autobiographie de sainte Thérèse, en qui plusieurs se sont empressés avec trop de hâte de voir les symptômes de l'hystérie.

Le désordre mental de l'hystérique, tel que nous venons le décrire d'après le témoignage d'auteurs compétents, suppose une raison profondément troublée. Cependant les expressions employées par ces mêmes auteurs pourraient donner lieu à une méprise, si on ne savait les comprendre. Le docteur Huchard, par exemple, qui a si bien étudié l'état mental de ces pauvres malades, écrit ceci : « Si les facultés affectives sont atteintes, les facultés intellectuelles ont conservé, parfois ont acquis même un certain degré d'excitation ; quelques-unes de ces malades sont brillantes, enjouées, aimables dans le monde — quand elles veulent — elles ont de l'esprit, la mémoire sûre, une imagination vive, une conversation animée. » Ce passage n'a qu'un défaut, c'est d'avoir oublié dans l'énumération des facultés intellectuelles, l'intelligence ; rien n'y manque, sinon ce sans quoi il n'y a plus de facultés intellectuelles, à savoir le jugement et la raison. Du reste, cette omission était imposée par l'examen des faits ; mais l'observateur a eu tort d'affirmer, malgré cette lacune essentielle que les facultés intellectuelles sont parfois intactes. L'exercice de l'intelligence proprement dite suppose le concours de la volonté, au moins sous la forme de l'attention volontaire et sérieuse. Un esprit mobile comme l'oiseau est incapable de s'arrêter pour discerner le vrai du faux, incapable de juger et encore moins de raisonner d'une manière pertinente. Aussi, le docteur Huchard écrit-il lui-même, quelques lignes plus loin : « Elles laissent leurs pensées errer au gré de leur imagination, vagabonde ou déréglée, *qu'elles sont impuissantes à diriger*, comme si elles étaient sans cesse sous l'influence d'un empoisonnement par le hachich. » La comparaison est vraiment heureuse. Les facultés intellectuelles de l'hystérique sont dans une perpétuelle excitation semblable à celle que produit l'ivresse : sa mémoire et son imagination sont surexcitées pendant que le jugement reste engourdi. Les traits d'esprit peuvent se succéder avec une rapidité surprenante, mais c'est un esprit de surface qui ne se comprend pas lui-même, quelque chose qui est immédiatement au-dessus de l'esprit du perroquet.

M. Charles Richet, cet observateur si fin, a commis la même distraction. Dans l'hystérie, dit-il, « l'intelligence est brillante, la mémoire sûre, l'imagination vive. » Il semblerait, au premier abord, que, d'après ce savant, l'hystérie n'atteindrait pas l'intelligence. Mais qu'on fasse attention seulement à l'épithète qu'il emploie en parlant de l'intelligence de l'hystérique : il dit qu'elle est « brillante. » Preuve manifeste qu'il ne vise, sans le vouloir consciemment, que « l'esprit », c'est-à-dire le talent des rapprochements plaisants et imprévus, auquel l'excitation de la mémoire et de l'imagination donne tout son essor pour l'amusement de la galerie beaucoup plus que pour l'honneur de la personne d'esprit : les fous mêmes ont souvent beaucoup plus de cette sorte d'esprit que les hommes les plus sains. Non, il n'est point question ici de bon sens, de jugement, de raison, en un mot, d'intelligence proprement dite. M. Ch. Richet continue :

« Il n'y a qu'un seul côté défectueux dans l'esprit, c'est l'impuissance de la volonté. La volonté semble être en effet le rouage le plus délicat de l'organisme mental, et, dès qu'une substance toxique vient troubler les facultés intellectuelles, elle débute toujours en supprimant l'influence de la volonté sur les mouvements de la passion. » Fort bien ; on ne peut mieux faire entendre que l'imagination et les autres facultés de cet ordre sont livrées, dans l'hystérique, à leur impétuosité native, et que, par conséquent, l'intelligence proprement dite, qui ne s'exerce pas sans dominer l'imagination et ses annexes, est profondément atteinte. On comprendra mieux encore le fond de la pensée de M. Ch. Richet, en lisant ce qu'il écrit un peu plus loin. Le morceau est un peu long, mais il est instructif :

« Assurément l'intelligence n'est pas éteinte ; la mémoire est conservée, cette clé de voûte (1) de l'édifice intellectuel ; mais les autres facultés sont singulièrement perverties. On s'en rend bien compte en étudiant les mœurs et les conversations des démoniaques (épilepto-hystériques) de la Salpêtrière. La journée se passe à rire sans fin de faits qui n'ont rien de risible, de la fille de service qui passe, par exemple, du lit qui est mal fait, d'un oiseau qui se perche près de la fenêtre, d'un bonnet qui est mal attaché. Les mêmes causes peuvent aussi bien provoquer les larmes. Ce sont toujours des discours interminables, des récriminations, des indignations noyées dans un flux de paroles. Au milieu de ces phrases, une agitation continuelle, qui n'a pas de but et qui ne s'explique pas. Il faut mettre des fleurs au chevet du lit, un ruban à la coiffure, se parer de chiffons insignifiants ; et cette recherche contraste souvent avec la négligence et le désordre dans la tenue ; telle hystérique dont le bonnet est orné de rubans sortira les pieds nus dans la cour. Les idées baroques ne font pas défaut, non plus que des antipathies ou des sympathies également absurdes. Les hystériques ne désirent qu'une chose : c'est qu'on s'occupe d'elles, qu'on s'intéresse à leurs petites passions, qu'on prenne part à leurs affections ou à leurs colères, qu'on admire leur intelligence ou leur parure. Elles racontent des histoires invraisem-

(1) La clé de voûte de l'édifice intellectuel n'est pas la mémoire. Dans les constructions de notre esprit (qu'il ne faut pas confondre avec l'esprit), la mémoire fournit les matériaux de concert avec les sens et l'imagination ; l'architecte et le constructeur, c'est le jugement ; dans une doctrine un peu plus profonde, on dit : c'est le Verbe.

blables, mentent effrontément, et, quand on les convainc de mensonge, n'en sont pas froissées le moins du monde. Dépourvues de tout sens moral, elles n'obéissent que parce qu'elles ne peuvent pas faire autrement. Aucun sentiment de pudeur ou de fausse honte ne les arrête ; elles racontent leurs aventures au premier venu, pourvu qu'il leur ait plu dès l'abord, et causent avec les hommes comme si elles étaient du même sexe. Rien n'embarrasse ces *Diogènes* femelles ; elles ont réponse à tout, posent les questions les plus indiscrètes, disent crûment la vérité à tout un chacun. L'amour-propre ne leur manque pas cependant, et si l'on semble ne pas s'occuper d'elles, elles s'en indignent. Au reste, elles ne gardent jamais longtemps la même opinion, et passent d'un sentiment à un autre avec une rapidité merveilleuse. Nulle idée, nul raisonnement ne peuvent les captiver ou les persuader. Leur esprit voltige de place en place sans pouvoir se poser, et il est aussi difficile de fixer l'attention d'une hystérique sur une idée précise, que de déterminer par des raisonnements, un oiseau qui sautille à cesser de remuer, et à se fixer sur une branche. *Le bon sens fait absolument défaut,* de sorte que ces malheureuses créatures, livrées à elles-mêmes, commettent toutes les sottises imaginables, » et même d'autres. Elles sont capables de toutes les extravagances, ajoute M. Ch. Richet, qui, un peu plus bas, oubliant ce qu'il a dit ailleurs, cite un exemple « pour bien faire comprendre la nature des désordres que l'hystérie grave fait dans *l'intelligence.* »

Il faut cependant remarquer que l'état désordonné des facultés de l'âme ne semble pas s'accroître à mesure que les crises se renouvellent. Ainsi, tandis que l'intelligence de l'épileptique s'éteint peu à peu, celle de l'hystérique semble garder la même vitalité dans son désordre. C'est de cette sorte qu'il faut interpréter, croyons-nous, deux observations rapportées par M. Paul Richer dans ses *Études cliniques*, où il est dit que, malgré des attaques terribles longtemps renouvelées, l'intelligence des deux malades n'avait pas diminué.

Ajoutons cependant, pour être absolument exact, que d'après le docteur Huchard, « on voit *parfois* de ces malades qui sont atteintes des accidents convulsifs les plus accusés ou encore des phénomènes permanents de la névrose, et qui présentent une pondération remarquable dans leurs idées ou leurs sentiments. » Mais, d'abord, cette immunité ne s'étend pas jusqu'aux crises, où les facultés de l'intelligence passent nécessairement de l'anéantissement à une agitation furieuse et reviennent à l'état ordinaire par des hallucinations incohérentes. En outre, il est permis de considérer ces singularités de la maladie la plus singulière du monde, comme le résultat même des crises violentes ou de l'exacerbation locale du mal où le désordre, si l'on peut ainsi parler, épuise sa violence. C'est quand le ciel a déchargé son électricité dans un grand orage, que le temps est le plus calme. Quoi qu'il en soit, nous croyons qu'une étude générale ne doit pas tenir compte des exceptions, qui ne sauraient changer la nature des choses.

On voit bien maintenant ce que signifie dans la langue des aliénistes cette manière de parler : « l'hystérie n'atteint pas l'intelligence. » Ils veulent dire que l'hystérique n'a pas le délire du fou, mais ils constatent en même temps que la maladie la prive régulièrement de son bon sens, la rend incapable de juger sainement (1).

L'excitation à laquelle elle se trouve livrée et où l'on serait tenté de voir une recrudescence d'activité intellectuelle, n'est qu'une recrudescence de sottises. Il ne faut jamais perdre cela de vue, quand on lit bon nombre d'ouvrages de médecine : la docte Faculté a pour son usage une psychologie qui n'est pas la psychologie des philosophes ; Hippocrate et Aristote, du moins de nos jours, ne mettent pas les mêmes choses sous les mêmes mots. Mais, en fait de philosophie, le bon sens, croyons-nous, veut qu'on préfère Aristote.

(1) Nous ne parlons pas des formes légères de l'hystérie.

II

Évidemment les désordres permanents dont nous venons de parler, bien qu'ils soient tous d'ordre mental, supposent un désordre corrélatif et pareillement permanent dans l'organisme, dans l'appareil nerveux, sans lequel aucune opération mentale ne se produit. Ces conditions anormales du corps échappent à l'observation directe : l'œil ne suit pas, dans un être vivant, le phénomène normal ou anormal qui circule, si l'on peut ainsi parler, dans un filet nerveux, qui part d'un centre ou se dirige vers ce point. Mais il est quelques faits extérieurs qui se relient plus ou moins intégralement avec les désordres nerveux et qui tombent sous l'observation sensible. Les sens, personne ne l'ignore, sont les pourvoyeurs de l'intelligence, tantôt directement et tantôt par l'intermédiaire de la mémoire et de l'imagination. On peut même soutenir, en bonne philosophie, qu'il n'est pas d'opération normale de l'esprit où les sens ne prennent une part actuelle et directe. Les muscles, d'autre part, sont, moyennant des nerfs spéciaux, les instruments des opérations extérieures de la volonté, et même la condition de beaucoup d'actes internes. Or, chez les hystériques confirmés, les troubles de l'intelligence et de la volonté ont comme leur prolongement, nous ne disons pas leur expression, dans les organes des sens et dans ceux du mouvement, dont les fonctions sont plus ou moins empêchées.

Le docteur Lebreton, comprenant ces deux formes morbides sous le nom de paralysie, en parle de la sorte (1) : « Rien de plus capricieux que la marche de cette singulière affection. Elle disparaît souvent d'elle-même ; d'autres fois, née après une convulsion, elle cesse après une nouvelle attaque. Fugitive dans son apparition, elle peut ne durer que

(1) *Des différentes variétés de la paralysie hystérique.* — Paris. 1868. Delahaye, p. 17.

quelques heures ou quelques jours. Ou bien, rebelle à tout traitement, elle persiste pendant trois, quatre ou cinq ans, puis disparaît subitement sans laisser de traces. Si l'état hystérique s'améliore, la paralysie disparaît graduellement ; il en est de même lors de la réapparition de la menstruation supprimée depuis longtemps. Cependant ce n'est souvent qu'une guérison apparente, car la paralysie est de tous les symptômes de l'hystérie celui qui disparaît le dernier. Des transformations, des déplacements instantanés viennent surprendre le malade et le médecin. L'anesthésie (trouble des sensations) se change en akinésie (impuissance de se mouvoir) ou réciproquement. La paralysie passe d'un côté du corps à l'autre. Ou bien l'hémiplégie (paralysie de l'une des moitiés latérales du corps) est remplacée par la paraplégie (paralysie de la moitié inférieure du corps). Chez d'autres, la perte de la sensibilité et du mouvement affecte successivement un bras, une jambe, les muscles du larynx, l'œsophage. On observe l'amaurose (paralysie de la rétine), la surdité et des paralysies de la vessie, de l'intestin, alternant avec des akinésies. D'autres fois, les phénomènes paralytiques sont remplacés par d'autres manifestations hystériques, telles que délire, douleurs à la région précordiale, dyspnée, gastralgie, entéralgie. La durée, ainsi que nous pouvons le présumer, est variable. Elle oscille entre quelques heures et plusieurs années. Cependant, d'après M. Lasègue, si la paralysie dure plus de quatre à cinq ans, il est bien probable qu'il y a eu erreur de diagnostic, ou que quelque complication surgissant aura dénaturé la maladie primitive. »

Observons en passant que l'étude de l'hystérie intéresse particulièrement la psychologie, à cause des troubles mêmes qu'elle fait naître avec tant de variété dans les opérations de l'âme. L'anesthésie prend les formes les plus diverses et montre dissociées des sensations que l'on serait tenté de confondre. Dans le toucher, par exemple, elle distingue à merveille la sensation du contact, celle de la température, celle de l'humidité, celle du chatouillement, celle du plaisir et celle de la douleur; elle met surtout en évidence cette sensation qu'on a appelée *musculaire* et qu'on éprouve dans les profondeurs du muscle en exercice. La paralysie des nerfs de cette dernière espèce de sensation met la malade dans un état vraiment étrange. Pour remuer le membre ainsi affecté, l'hystérique a besoin de s'aider du sens de la vue, car elle n'a plus conscience des mouvements qu'elle exécute. Il en résulte que dans l'obscurité, elle est condamnée à rester immobile exactement comme si la paralysie avait envahi les nerfs de mouvement. Le sentiment de la pression du corps sur le sol pendant la station et la marche a pareillement disparu.

Ordinairement la paralysie de l'hystérique occupe seulement une moitié de son corps. Elle s'arrête brusquement le long d'une ligne qu'on dirait tracée avec un fil rigide. Aussi, dans la paralysie (hémiplégie) de la sensation de contact, l'hystérique s'imagine que les objets qu'elle porte à sa bouche sont cassés ; elle ne les sent que par une moitié de ses lèvres et de sa langue.

Tout est singulier, bizarre dans l'hystérie. En particulier, la paralysie, bizarre dans sa forme, l'est encore dans ses manifestations. L'application de certains métaux la fait quelquefois disparaître ; l'application d'un aimant la fait changer de place. « Si, par exemple, dit M. Ch. Richet, à une malade insensible du côté droit, on applique un aimant, au bout d'une demi-heure, je suppose, le côté droit sera devenu sensible, tandis que le côté gauche aura perdu sa sensibilité. » M. Ch. Richet choisit le côté droit comme exemple de paralysie hystérique ; mais il est bon de savoir que, par un nouveau trait de bizarrerie, la paralysie hystérique affecte de préférence le côté gauche.

Le déplacement si facile de la paralysie hystérique nous semble démontrer, non moins que l'imprévu de sa disparition, que le mal tient à quelque chose de plus subtil qu'une lésion organique. On dirait que les phénomènes extérieurs sont une image du caractère mental de l'hystérique ; tout est en dehors des règles, tout est capricieux. Briquet, le maître le plus autorisé en cette matière, enseigne que *l'hystérie est une maladie de l'encéphale;* mais, dans l'encéphale même, il n'y a pas de lésion appréciable. Il faut se rejeter sur les fonctions, sans trop pouvoir expliquer ce qui atteint la fonction en elle-même. Un auteur, qui a eu le tort d'oublier ses principes dans l'application, écrit ceci :

« L'influence de l'âme est évidente dans l'hystérie ; ce ne sont point seulement les causes physiques qui ont le privilège d'impressionner vivement les femmes atteintes de cette maladie, la moindre contrariété ou la moindre bonne fortune est capable de déterminer dans ces natures si délicates toute une succession de syncopes, de convulsions, de cris, de pleurs et de sanglots. Au sein de la crise elle-même (il sera question des crises plus loin), les effets purement organiques sont les moins considérables ; ceux qui requièrent l'intervention de l'âme sont les plus nombreux et les plus importants, paroles, gestes, rires, hallucinations, réflexions sages ou insensées, résolutions hardies ou extravagantes. Nous avons vu que les contractures même de la seconde période sont d'une nature psychique (c'est-à-dire l'expression extérieure et volontaire d'un état d'âme) ; c'est l'effort d'un homme qui se roidit contre la douleur et la souffrance (1). » Cet auteur va jusqu'à dire que la paralysie de l'hystérique est une erreur de son esprit : « elle croit ne pouvoir marcher, mais c'est elle qui se maintient en place ; mettez-la en face d'un grand péril auquel elle ne puisse échapper que par la fuite, convainquez-la une bonne fois qu'elle est capable de se mouvoir, vous verrez la contracture cesser comme par enchantement. » L'anesthésie même,

(1) Les phénomènes hystériques et les révélations de sainte Thérèse, par G. HAHN. S. J., p. 31.

supposé, ce qui n'est pas sûr, que l'âme ne la produise pas, peut être empêchée par elle, cela est « certain par l'expérience. » Nous avons de la peine à ne pas voir ici quelque exagération ; nous ne dirions pas non plus, avec le même écrivain, que « ce mal a une nature psychique. » Mais il n'est pas douteux que l'action et la réaction entre l'âme et l'organisme est manifeste dans l'hystérie. Il n'est pas jusqu'à l'éducation qui, par son influence morale, n'agisse comme cause éloignée de l'hystérie.

Écoutons à ce sujet Landouzy, professeur à l'École de médecine de Paris et auteur d'un ouvrage estimé sur la célèbre névrose : « Nous n'avons pas besoin, dit-il (1), de citer ni l'oisiveté, ni la vie et les professions sédentaires, ni les bals, ni les spectacles, ni les concerts, ni cette coquetterie que la jeune fille suce avec le lait, ni la culture prématurée et immodérée des arts expressifs et surtout de la musique, ni cette littérature passionnée et flétrissante des romanciers, ni le mysticisme religieux qu'on substitue trop souvent à la religion, ni l'abus des parfums, ni l'usage des boissons excitantes, du café, du thé, de la vanille, etc., ni un régime alimentaire trop succulent et trop substantiel relativement aux habitudes inactives de la plupart des jeunes filles ou des jeunes femmes, ni enfin les jeûnes prolongés qui diminuent la résistance de la constitution aux agents de l'excitation nerveuse. »

Le docteur Landouzy ne veut pas tenir compte de toutes ces causes, parce que, à ses yeux, elles sont trop évidentes. Tout le passage néanmoins n'est pas à l'abri de la critique. Ce qui en ressort d'une manière incontestable, c'est que, en cédant habituellement aux instincts passionnels et sensibles, on crée en soi le tempérament hystérique. Pourquoi? Parce que l'on convertit en habitude, et, qu'on le remarque bien, en habitude physiologique, dont la raison pénètre les organes

(1) *Traité complet de l'hystérie.*

mêmes, l'abandon de soi aux émotions de la sensibilité. Cet abandon *énerve* la volonté au pied de la lettre. Tout se fond insensiblement dans un laisser-aller universel, et enfin le système nerveux est livré sans frein à l'aventure de toutes les impulsions. Pour que l'hystérie éclate dans toute sa force, il ne faudra plus qu'une occasion, une émotion violente et imprévue, une simple crise de la nature.

III

On voit maintenant quels sont les principaux symptômes de l'état permanent de l'hystérie caractérisée, soit dans l'esprit, soit dans l'organisme. Il ne nous sera pas difficile de montrer qu'une distraction regrettable ou la mauvaise foi ont pu seules prétendre retrouver ces caractères dans des saints approuvés par l'Église.

En effet, de tout ce que nous avons rapporté, des autorités invoquées par nous et des considérations que ces faits et ces autorités suggèrent, il résulte avec évidence, croyons-nous, que les désordres de la volonté passés en habitude sont, sinon la cause, du moins un élément essentiel de l'hystérie : cette névrose résulte d'un affaiblissement de la volonté ou bien en est la cause, de telle sorte que ce désordre habituel organique ne va pas sans ce désordre mental. Dans la maladie confirmée, l'hystérique est tellement impuissante qu'elle perd toute responsabilité ou peu s'en faut ; il n'en est pas de même à l'origine, la volonté se pervertit par sa faute. Nous pouvons juger par là et en passant, si Landouzy a vu toujours juste en énumérant les causes du tempérament hystérique. Il peut y avoir quelque exactitude à soutenir que le *mysticisme* et les *jeûnes prolongés* débilitent la volonté ; car il y a un faux mysticisme, un mysticisme sensuel, et les jeûnes peuvent n'être pas sagement réglés. Mais s'il s'agit de la pratique des vertus chrétiennes, de la mortification qui est une de ces vertus, il n'est pas douteux que le savant professeur s'est complètement mépris. On n'est chrétiennement vertueux qu'à la condition de commander par la volonté précisément à ce flot d'émotions sensuelles dont l'invasion désordonnée crée le tempérament hystérique. Vertus chrétiennes et prédispositions hystériques sont deux termes qui se repoussent comme feu et glace. Aussi les médecins, s'ils sont avisés, devront-ils, dans leur prophylaxie hystérique, attribuer la place d'honneur aux vertus chrétiennes. Mais allons plus loin.

Si nous nous rappelons l'état déplorable dans lequel se trouve l'esprit des hystériques confirmés, cette effervescence de l'imagination, ce caprice, ce dévergondage des résolutions, cet égoïsme qui étouffe les affections les plus naturelles et les plus invincibles, cet oubli des convenances qui se confond avec l'impudeur, cette révolte perpétuelle contre le sens commun, cette loquacité niaise même quand elle semble spirituelle, ces rires et ces pleurs sans raison, cette mobilité incessante des désirs, de la volonté, cette absence de raison quand il arrive à la volonté de vouloir fermement, certes, nous pourrons excuser ces pauvres malades, nous devons même les plaindre; mais ne serions-nous pas privés de bon sens aussi bien qu'elles si nous trouvions dans leur état mental la place de la moindre vertu chrétienne et même simplement humaine? Car, répétons-le, la vertu n'est pas autre chose que la volonté qui a l'habitude de se commander à elle-même et de commander aux impulsions instinctives de la nature saine ou malade. L'hystérique ne commande jamais, elle est toujours dominée, même lorsqu'elle s'entête.

Il y a donc lieu d'être étrangement surpris que des hommes savants, sages et religieux aient pu supposer que parmi les saints proposés par un jugement solennel de l'Église à la vénération et à l'imitation des fidèles, des hystériques, c'est-à-dire des malades paralysés de la volonté d'une façon aussi déplorable que nous venons de le dire, aient leur place marquée. Ignore-t-on avec quelle gravité, quelle attention scrupuleuse, quelle sévérité de jugement, sont conduits les procès de canonisation? Il ne suffit pas d'avoir fait preuve de probité humaine, d'avoir même observé fidèlement les commandements de Dieu et de l'Église, pour mériter un culte public. Il faut avoir pratiqué toutes les vertus à *un degré héroïque*. Et comprend-on bien tout ce qu'il y a sous cette expression : « Pratiquer toutes les vertus à un degré héroïque ? » Enumérons, par exemple, d'après saint Thomas, tout ce que renferment les seules vertus cardinales : la prudence, la force, la justice et la tempérance. La prudence, c'est la raison qui discerne sûrement le devoir et les moyens de l'accomplir; elle doit chasser de l'âme l'inconsidération, la témérité, la précipitation, l'inconstance, l'astuce même, la fraude, l'intrigue, les calculs intéressés, l'habileté sordide de l'avare et tout savoir-faire dont le mal est la fin. La force est la disposition de la volonté que nul obstacle n'arrête quand il s'agit de pratiquer le bien : elle la met au-dessus des privations, de la faim, de la soif, de la pauvreté, des mépris, des persécutions, des tourments, de la mort. La justice est l'attention constante à rendre à chacun ce qui lui est dû : c'est envers Dieu, la religion; envers les parents et la patrie, la piété; envers les bienfaiteurs, la gratitude; envers les supérieurs, l'obéissance et le respect; envers les égaux, l'affabilité et la bienveillance; envers les inférieurs, la bienfaisance; envers tous, le respect de tous leurs droits. La tempérance ordonne l'homme intérieur, elle met l'ordre dans tous ses mouvements; elle comprend donc : la chasteté, la sobriété, la douceur, la modestie, la paix de l'âme, la décence intérieure et extérieure, le détachement des richesses, des honneurs, des satisfactions de la vanité. Ne disons rien des vertus chrétiennes beaucoup plus hautes et beaucoup plus difficiles. Restons à ce niveau modéré qui semble accessible à tous les hommes, quand on ne voit les choses que de loin. Après l'énumération que nous venons de faire, croit-on qu'une volonté ordinaire puisse pratiquer tant de vertus sans en oublier aucune et sans faiblir jamais? Que les âmes les plus fortes s'interrogent et répondent. Si quelqu'un a le courage de dire « Moi, je le puis; » assurément il prouvera par là qu'il en est exceptionnellement incapable. Eh bien! ce que l'Église couronne d'abord dans ses saints, c'est précisément cette constance, cette fermeté et cette universalité de la volonté bonne dont les plus énergiques caractères se déclarent humainement incapables. Et, parmi ces héros de la volonté, se trouveraient des hystériques, des âmes à volonté nulle! N'insistons pas, un tel rapprochement dit tout.

Mais il y a des cas où l'hystérie ne trouble que par accès les facultés mentales. On l'a dit et nous l'admettons sous bénéfice d'inventaire. Nous allons voir ce qu'il faut penser des accès. Quant à l'état permanent, si l'on veut y créer une large exception en faveur des saints, nous ferons remarquer qu'il est fort merveilleux que l'hystérie perde invariablement sur ces personnages vénérables la moitié de sa force, la principale. En outre, le théoricien qui jette en bloc tous les mystiques parmi les hystériques, doit expliquer comment un trouble général et constant du système nerveux a la propriété d'en rendre les fonctions plus régulières et plus parfaites. Ce serait un miracle, mais un de ces miracles que la physiologie, la philosophie et même la théologie n'accepteront pas sans peine.

Du reste le diagnostic des aliénistes ne se fonde que sur un symptôme, nous devrions dire un prétexte, qui appartient à l'état de crise, et dont il est temps de parler.

IV

Il peut sembler étrange que les adversaires de la religion mettent une sorte de zèle à doter beaucoup de saints de maladies nerveuses. Qu'ont de commun la maladie et la sainteté?

Si la névrose n'avait que sa forme permanente, il est probable qu'elle n'aurait jamais eu l'honneur d'entrer dans la controverse religieuse; mais ses crises sont accompagnées de phénomènes étranges et cependant très naturels qu'il semble possible d'assimiler à certains événements de la vie des saints où, tantôt avec raison et tantôt à tort, les fidèles admettent une intervention surnaturelle. On essaye de démontrer qu'il n'y a pas de différence entre ces deux sortes de phénomènes, et on espère arriver ainsi à renverser les miracles sur lesquels repose la religion. Nous ne voulons pas examiner si l'on n'a pas, en agissant de la sorte, l'arrière-pensée de se mettre du même coup à l'abri de menaces effrayantes. Qu'on y prenne garde, il n'y a pas là de preuve, mais la simple expression d'un désir. Rien n'est moins sûr qu'un tel procédé pour arriver à la vérité.

M. Legrand du Saulle, qui devrait mieux se connaître en procédure, écrit dans un ouvrage récent (1): « Bien des Saintes et des Bienheureuses n'étaient autre chose que de simples hystériques. Qu'on relise les détails de la vie d'Elisabeth de Hongrie, en 1207; de sainte Gertrude, de sainte Brigitte, de sainte Catherine de Sienne, en 1347; de Jeanne d'Arc, de sainte Thérèse, de Mme de Chantal, en 1752 (sic); de la célèbre Marie Alacoque, et de tant d'autres, on se convaincra aisément de cette vérité. » M. Legrand du Saulle a le diagnostic un peu prompt. Nous croyons cependant qu'il procède avec plus de calme quand il est en présence d'un malade qu'il peut voir, toucher, ausculter. Nous avons prouvé que les saintes que l'Église a jugées dignes de son culte n'ont pas présenté et ne pouvaient pas présenter les désordres du tempérament hystérique; nous allons prouver que leurs extases sont tout autre chose que les attaques de la grande hystérie. Mais d'abord qu'il nous soit permis de demander au docte M. du Saulle pourquoi il n'a mis que des saintes dans son catalogue d'hystériques. Beaucoup de saints

(1) *Les hystériques*, p. 221.

ont eu des visions exactement dans les mêmes conditions que les saintes nommées par le savant aliéniste. Saint Ignace, saint François Xavier, saint François d'Assise, saint Alphonse de Liguori, saint Thomas de Villeneuve, saint Joseph de Cupertino, saint Paul lui-même et saint Pierre et une foule d'autres sont dans ce cas. Pourquoi n'entrent-ils pas dans son catalogue? S'est-il souvenu que l'hystérie est infiniment rare dans le sexe auquel il appartient, et que ce serait par trop forcer les cadres de sa nosographie que d'y faire entrer tant de sujets qui n'y étaient point préparés par la nature? Esculape aussi admet des accommodements.

L'extase des saints, nous l'avons expliqué ailleurs (1), est un phénomène double, interne et externe, surnaturel et naturel. Une communication divine dont l'âme du saint est favorisée, confère nécessairement aux facultés qui la reçoivent une activité supérieure et extraordinaire ; mais, par un contre-coup tout naturel, les puissances d'ordre inférieur, incapables de participer à ce mouvement divin restent comme anéanties et défaillantes. De là, exaltation d'une part et dépression de l'autre. C'est, en de grandes proportions, le double aspect de l'effet produit par une forte concentration de l'attention. « La puissance de l'âme, dit Suarez (2), est limitée. Violemment absorbée par les opérations supérieures et internes, elle ne peut descendre jusqu'aux opérations inférieures et externes. L'expérience confirme cette manière de voir, elle se renouvelle si souvent qu'elle indique par cela un effet connaturel et nullement miraculeux. » Voilà pourquoi le cardinal Lauréa, cité par Benoît XIV et approuvé par lui, écrit: « Quand il est question de canoniser un serviteur de Dieu, on ne tient pas compte des extases, à moins qu'elles ne soient accompagnées de quelque prodige évidemment surnaturel. » Cela n'empêche pas les écrivains de la Faculté, en qui la

(1) *Le miracle et les sciences médicales*, liv. II. Paris. Didier, 1879.
(2) *Traité de l'oraison.*

foi n'a pas redressé les préjugés d'école, de répéter de bien des manières ces paroles de M. A. Maury : « Les théologiens ont regardé l'extase comme l'une des faveurs les plus signalées qu'ait jamais accordées le Créateur à la créature ; aussi Rome a-t-elle mis au nombre des saints la plupart de ceux qui l'ont éprouvée (1). »

Non, l'extase n'est pas, aux yeux des théologiens, une faveur signalée du ciel ; et si Rome a canonisé des extatiques, l'extase n'a jamais été ni le motif, ni même un motif de leur canonisation. Aux yeux des théologiens, aux yeux de Rome, l'extase extérieure (les médecins n'en connaissent pas d'autre, et n'ont pas qualité pour porter leurs regards plus haut), l'extase extérieure n'est qu'une *défaillance*. Elle n'accuse qu'une chose, à savoir : une constitution trop faible pour recevoir, sans être ébranlée, des grâces extraordinaires. Dans les natures vigoureuses l'action surnaturelle affecte légèrement l'organisme ou même n'y produit aucun symptôme apparent. Au contraire, si la personne favorisée porte en elle quelque affection morbide habituelle, il est naturel que la défaillance dont nous parlons la fasse plus ou moins éclater et que, par conséquent, l'extatique présente tel ou tel symptôme isolé de névrose, par exemple, ou d'autre maladie. Mais nous affirmons en premier lieu que ces symptômes ne sont pas ceux de l'hystérie, pour les raisons que nous avons dites et comme on va même le voir encore par un rapprochement, et en second lieu que la crise nerveuse qui accompagne la communication surnaturelle n'est jamais complète ; elle est à peine commencée, et de telle nature que les opérations supérieures en sont secondées et nullement gênées.

Laissons la théorie et revenons-en aux exemples, en nous bornant aux caractères purement extérieurs. Nous reproduisons une page imprimée par nous, en 1883, dans la *Revue du monde catholique*.

(1) *Encyclopédie Didot. Art. Extase.*

Béatrix de Nazareth entendant chanter au chœur les louanges de l'amour de Dieu pour les hommes, se penche sur sa stalle et reste comme endormie, contemplant des yeux de l'esprit, la Trinité dans sa gloire. Fortement secouée par la religieuse qui était placée dans la stalle voisine, elle revient au sentiment de la vie extérieure inondée de larmes de joie. Voulant alors se rendre compte de ce qu'elle vient d'éprouver, elle se rappelle qu'elle avait eu tout le jour un peu de fièvre, et qu'elle avait ressenti comme de l'accablement dans tous ses membres.

Sainte Madeleine de Pazzi avait été gravement malade. Après quatre-vingts jours de souffrances atroces, pendant lesquelles elle resta presque sans mouvement, tout annonçait une mort prochaine. On la porta au chœur pour qu'elle fît ses vœux et qu'elle eût au moins la consolation de mourir religieuse. Rapportée sur son lit, elle demanda qu'on la laissât seule reposer quelques instants. On revient au bout d'une heure, non sans inquiétude, car on n'entendait plus aucun bruit. Mais quelle ne fut pas la surprise de ses compagnes, en trouvant la jeune sainte en extase, le visage éclatant de beauté, les joues florissantes, les yeux attachés sur le crucifix ! Son extase dura deux heures, et se renouvela désormais tous les jours de la même manière après la communion.

Christine de Stombèle fut un jour ravie en extase pendant qu'on chantait devant elle le cantique de saint Bernard. Son corps était raide et ne donnait presque plus signe de vie ; la respiration même était suspendue. « Elle resta ainsi, dit un témoin oculaire, environ trois ou quatre heures, appuyée contre un banc, le visage et les mains enveloppées dans son voile. Puis elle se mit à soupirer en bâillant, de telle sorte que tout son corps était agité. » Ce n'est qu'au bout d'une heure que Christine recouvra la respiration normale, puis la parole, dont elle ne se servit que pour exprimer l'amour de Dieu qui remplissait son cœur. L'extase de Christine se renouvela, et toujours avec la circonstance de la raideur du corps. Elle ne tombait pas à terre elle restait à genoux.

Sainte Catherine de Sienne, lorsqu'elle était en extase, avait les membres contractés : ses doigts s'entrelaçaient et tenaient avec force les objets qu'elle avait d'abord pris entre les mains; ses bras et son cou avaient la rigidité du cadavre; ses yeux étaient fermés. Après l'extase, elle était longtemps comme assoupie.

Saint Joseph de Cupertino, quand il était saisi par une effusion de l'amour divin, poussait un cri et tombait à genoux, les bras étendus en croix, les yeux élevés au ciel, de sorte cependant que la pupille était cachée par la paupière supérieure ; ses membres étaient raides et aucun souffle ne sortait de sa bouche.

Nous pourrions allonger beaucoup cet exposé des phénomènes qui constituent aux yeux des médecins et du vulgaire l'essence de l'extase des saints. En tout cela, nous le répétons, rien, sauf la cause déterminante, qui ne soit naturel et même morbide; rien qui ne relève du diagnostic médical. Mais, comme la cause en est ailleurs que dans les agents ordinaires, il est impossible d'y trouver l'évolution d'une crise nerveuse. La forme des phénomènes est unique et rien ne peut en faire prévoir la durée. Quelquefois l'extase est très courte; d'autres fois, elle continue pendant plusieurs heures et même plusieurs jours. Nicolas Fattor restait vingt-quatre heures en extase; Angèle de Foligno, trois jours ; saint Ignace de Loyala fut dans cet état pendant sept jours consécutifs, et sainte Madeleine de Pazzi, pendant huit.

La différence éclatera comme le jour, si l'on veut bien rapprocher de ces faits la description de l'attaque hystérique. Pour donner plus d'autorité au rapprochement, nous nous contenterons de transcrire les paroles d'un observateur qui n'est pas précisément un partisan du miracle. « A mesure, dit M. Ch. Richet (p. 281), qu'on étudie de plus près les attaques d'hystérie épileptique, on s'aperçoit que la maladie présente des périodes régulières bien distinctes. Rien n'est livré au hasard. Chaque symptôme, quelque désordonné qu'il paraisse, se manifeste à son heure avec une régularité, je dirais presque une ponctualité surprenante. M. Charcot et ses élèves ont montré qu'il y avait à l'accès démoniaque trois périodes bien caractérisées.

« La première période est analogue à l'attaque d'épilepsie proprement dite. Brusquement il y a perte de connaissance. La malade tombe par terre. Les muscles se contractent, se raidissent; la face bleuit; le cou se gonfle; les traits de la figure font une grimace horrible; les bras se fléchissent; les poings se ferment; quelques instants après, tous les muscles sont animés de tremblements convulsifs qui vont en augmentant d'abord, puis en s'affaiblissant de plus en plus. Enfin, les muscles épuisés par cet effort violent et prolongé, se relâchent: un sommeil complet, stupide, profond, succède à l'accès tétanique.

« Cependant ce sommeil dure très peu de temps, et quelques minutes à peine après le début de l'attaque apparaît la seconde période, celle que M. Charcot a appelée période de *clownisme*, car elle rappelle les attitudes bizarres et les dislocations invraisemblables dont les clowns nous donnent le charmant spectacle dans les cirques. A ce moment de leur accès démoniaque, les malades exécutent des bonds prodigieux. Le corps se courbe en arc de cercle, de sorte qu'il ne repose plus sur le lit que par la tête et les pieds. La figure est grimaçante; quelquefois terrible, et les traits tirés en tous sens donnent une expression hideuse à la physionomie; quelques fois tout le corps se soulève d'un coup, brusquement, puis retombe pesamment sur le lit. « La malade entre en furie contre elle-même, dit M. P. « Richer en décrivant une de ces attaques, elle cherche à « se déchirer la figure, à s'arracher les cheveux, elle pousse « des cris lamentables, et se frappe si violemment la poi-

« trine avec son poing qu'on est obligé d'interposer un coussin, elle s'en prend aux personnes qui l'entourent, cherche à les mordre, et, si elle ne peut les atteindre, déchire tout ce qui est à sa pórtée, ses draps, ses vêtements; puis elle se met à pousser des hurlements de bêtes fauves, frappe son lit de la tête en même temps que des poings, répétant ce mouvement jusqu'à satiété (?); elle se redresse, jette les bras de tous côtés, fléchit les jambes pour les étendre brusquement, secoue la tête en la balançant d'avant en arrière, et en poussant de petits cris rauques, ou bien, assise, elle tourne alternativement le corps d'un côté à l'autre en agitant les bras. »

. . . .

« A la troisième période, on n'observe plus ces attitudes bizarres, acrobatiques. Les membres ne sont plus projetés dans tous les sens par l'excitation démesurée de la moelle épinière. La vie cérébrale, qui, depuis le début de l'attaque, avait été complètement abolie est revenue, et la conscience a reparu du moins en partie. C'est le moment où se dressent des hallucinations de toute sorte, tantôt gaies, tantôt tristes, tantôt religieuses ou extatiques. Chaque fois qu'une image a surgi dans l'esprit aussitôt les mouvements des membres, les traits de la physionomie, l'attitude générale du corps, tout se conforme à la nature de cette hallucination. Ces poses, ces attitudes passionnelles, ont une vivacité, une vigueur d'expression qu'on ne saurait retrouver ailleurs. Le plus habile acteur ne sera jamais en état de représenter l'effroi, la menace, la colère, avec autant de véracité et de puissance que ces pauvres filles hystériques, qui se démènent agitées par un furieux et mobile délire. Celle-là se croise les bras et lève les yeux au ciel dans une attitude de religieuse admiration, comme si elle voyait les nuages s'entr'ouvrir pour lui montrer des saints ou des dieux. Cette autre parle à sa petite fille dont elle est éloignée depuis longtemps et à qui elle adresse les plus tendres paroles.

Celle-ci voit des animaux immondes, des lézards au bec rouge, aux yeux tout sanglants, des chauve-souris énormes, et ses traits expriment une indicible horreur. »

C'est entre cette troisième période et l'extase que l'on tâche d'établir une assimilation. Mais il importe de faire deux observations. La première, c'est que la troisième période de l'attaque hystérique suppose les deux autres, une attaque épileptique d'abord, puis les affreuses convulsions dont on vient de nous donner une idée. La seconde, c'est que chaque hystérique a une hallucination qui lui est propre et qui revient la même à la fin de chacune de ces attaques. « Ce sont les mêmes personnages qui apparaissent, dit M. Ch. Richet, les mêmes scènes qui se reproduisent à toutes les attaques. L'ordre dans lequel les hallucinations ont lieu n'est pas modifié, et pour peu qu'on ait déjà assisté à quelques accès subis par la même malade, on peut prévoir la fin de ses attaques par la nature de ses hallucinations. Chez l'une, c'est la fanfare d'une musique militaire; chez une autre, c'est le bruit du chemin de fer; chez une autre encore, c'est l'apparition d'animaux immondes, de vipères, de corbeaux, de crapauds, de rats. La régularité de ces délires frénétiques est bien faite pour surprendre. A entendre les vociférations, les hurlements des démoniaques, à voir leurs contorsions furieuses, il semble que le hasard seul dirige cet effroyable drame. En réalité tout est prévu, réglé, déterminé ; tout ce désordre marche avec la précision mathématique d'une horloge bien remontée. »

Et maintenant nous disons au lecteur : comparez et jugez.

Les aliénistes ont cru pouvoir classer leurs malades affligés de l'hystéro-épilepsie ou grande hystérie, sous le nom de *démoniaques*, comme on peut le voir dans le travail de M. Ch. Richet qui emploie lui-même cette expression ; ils soutiennent même que leurs malades auraient été brûlées au moyen âge comme sorcières, et que les sorcières n'ont été que des hystériques. Certainement ils mettent ainsi les saintes extatiques hors de cause, et reconnaissent, sans l'avouer, que les symptômes de l'extase sont tout autres que ceux de la crise hystérique. Ou bien ils ne sont pas loin de soutenir que l'Église faisait le choix le plus bizarre parmi les hystériques, brûlant les unes et canonisant les autres. Une telle opinion dépasserait l'hallucination et toucherait de bien près au délire. Nous estimons trop ces hommes savants pour croire qu'ils ne dirigent pas mieux leur pensée.

Nous ne dirons rien de l'hypnotisme ni des *suggestions* dont on se préoccupe tant aujourd'hui. Ces phénomènes réclament essentiellement l'intervention d'un *opérateur*. Par là, ils se distinguent radicalement des symptômes de l'extase des saints, et n'ont plus droit d'entrer en discussion.

V

Pour faire comprendre ce qu'est au fond l'extase des saints, qu'on nous permette de procéder par analogie.

L'homme enseigne l'homme. C'est pour cela qu'il y a tant d'écoles, tant de chaires, tant de livres, tant de conversations. Il est vrai que beaucoup parlent pour briller ou seulement pour parler, mais beaucoup aussi parlent pour instruire. Il y a d'homme à homme un échange de paroles significatives, c'est-à-dire qui désignent plus ou moins fidèlement quelque vérité. Mais tout n'est pas dans cet échange. Il faut de plus, pour qu'il y ait enseignement, que celui qui entend mette, par un acte intérieur, le sens sous les mots; c'est alors seulement que la vérité est connue, que l'homme est enseigné. L'acte du disciple n'est pas moins essentiel que celui du maître.

Cette opération intérieure n'est pas aussi simple qu'elle le paraît d'abord. Ce n'est pas seulement une sorte de recours au vocabulaire intellectuel que nous avons dans la mémoire, L'intelligence, l'acte d'intellection demande autre chose: Il faut que l'auditeur reconstruise en lui-même une pensée semblable à celle de son interlocuteur. S'il s'agit d'événements, il en fait surgir le tableau devant le regard rapide de son imagination ; s'il s'agit de vérités abstraites, il les rattache lui-même à leurs principes et en perçoit l'ordre logique qu'il affirme : il ne comprend rien que par cette affirmation, qui est son verbe vivant.

Or, ce que l'homme peut à l'égard de l'homme, nous croyons naïvement que Dieu le peut aussi. Dieu peut donc enseigner l'homme comme l'homme l'enseigne : en lui parlant au moyen de l'air agité, par des paroles articulées. Mais nous allons plus loin : Dieu peut quelque chose de plus.

Il est assez puissant pour se faire entendre sans intermédiaire de sons articulés. Il peut porter dans le cerveau de l'homme un discours tout fait, le porter disons-nous, immédiatement sans se servir du sens de l'oreille. Il peut aussi mettre immédiatement devant l'imagination des symboles figuratifs de la vérité, laissant à l'intelligence le soin de les interpréter et de découvrir la vérité qu'ils renferment. Mais nous allons plus loin encore : il peut remplir dans le disciple, pour le disciple, et infiniment mieux que le disciple, les fonctions du disciple.

Dieu, croyons-nous, connaît assez bien toutes les avenues de l'intelligence qu'il a créée. Intelligence lui-même et principe de toute intelligence, il a le secret d'y pénétrer quand il lui plaît, de lui faire saisir la vérité d'une manière plus ou moins immédiate. Il peut alors supprimer les signes, les images sans lesquels nous ne comprenons rien naturellement, et mettre l'intelligence nue en face de la vérité nue, comme cela se passe naturellement dans les pures intelligences. Bien plus, il peut substituer une lumière plus haute à l'appareil des principes et des vérités générales qui sont la base de toutes les opérations de notre esprit, nous donner de connaître *intuitivement* ce que nous ne connaissons que *discursivement*. Il peut nous manifester ainsi d'une manière soudaine, des vérités que nous n'arrivons à comprendre qu'à grand renfort de réflexions et de raisonnements ; il peut aussi nous faire voir des vérités supérieures à l'objet naturel de notre intelligence ; il peut nous faire voir la vérité suprême, c'est-à-dire lui-même.

Est-il un homme sage, un savant, un médecin qui, dans le calme de sa raison, trouve que l'on est téméraire d'admettre tout cela? Si ce critique se rencontre, il faut le plaindre : il ne connaît ni l'homme, ni son intelligence, ni Dieu.

Autre considération. Tout n'est pas égal entre les actes du maître et ceux du disciple, dans ce concours d'où résulte l'enseignement. Le maître dirige tellement l'intelligence du disciple qu'il lui fait voir des vérités qu'elle n'aurait pas vues d'elle-même, du moins aussi vite, ni de la même manière. Cette apparition a pour effet, non seulement d'instruire, mais d'abord de captiver l'attention et, quand elle est éclatante, l'admiration. L'admiration réveillée et l'attention captivée ont pour effet, à leur tour, de fermer les avenues de l'intelligence à tout ce qui n'est pas cette vérité offerte à l'esprit avec cette séduction. Voyez, par exemple, ce qui se passe dans un auditoire où un homme de talent parle avec une véritable éloquence. En l'entendant, on oublie d'une certaine façon non seulement le reste du monde, on oublie l'orateur lui-même pour ne voir en esprit que les choses qu'il dit. Malheur à l'orateur qui ne concentre pas sur sa parole l'attention de son auditoire, qui lui permet de penser même à sa personne, à son éloquence, à son art. Ce phénomène de concentration est plus frappant encore au théâtre, où l'on a besoin d'efforts répétés pour ne pas se laisser transporter mentalement comme en pleine réalité dans un monde imaginaire, mais vraisemblable. Et qu'on remarque bien que cette vraisemblance en fait tout l'attrait.

La vérité en effet exerce naturellement sur nos esprits un attrait irrésistible. L'orateur et le poète ne séduisent que parce qu'ils savent présenter et dans la mesure où ils présentent une vérité ou un ensemble de vérités sous un aspect vrai. D'autres réserveraient peut-être ce privilège de séduction aux vérités *humaines*. Les vérités *humaines*, pour qui sait comprendre, ne sont telles que parce qu'elles sont plus *vérités:* elles l'emportent de beaucoup à ce titre sur la vérité scientifique dont la modestie n'est pas aujourd'hui la vertu préférée. Mais, si la vérité présentée par l'homme à l'homme est quelquefois si puissante, que ne fera-t-elle pas si Dieu, principe de toute vérité, la présente lui-même à l'intelligence, dans toute sa splendeur, dans toute sa *vérité!* Que ne fera-t-elle pas, s'il la présente immédiatement à l'intelligence, sans se servir du ministère des sens par où la lumière n'arrive à nos esprits que successivement, par petits rayons et sous une forme étrangère? Les organes, les sens, les muscles, suspendront leurs fonctions, alors parfaitement inutiles, gênantes même, afin que l'âme puisse embrasser tout à son aise par ses puissances intérieures l'objet ravissant dont l'éclat l'inonde. C'est là un effet tou naturel de ces rapports extraordinaires de l'âme avec la vérité. En y réfléchissant bien, on se demande s'il ne faudrait pas un miracle pour que les sens extérieurs fussent alors encore capables d'agir. Or voilà l'extase des mystiques et en voilà l'explication. Écoutons à ce sujet une grande mystique s'expliquant elle-même pendant une extase. Sainte Catherine de Sienne s'exprime ainsi au nom même de Dieu qui remplit son intelligence :

« L'âme » alors « brûle du feu de l'amour et goûte en moi la divinité même. Elle s'unit tellement à cet océan tranquille, qu'elle ne peut avoir de pensée qu'en moi. Dès sa vie mortelle, elle goûte le bien de l'immortalité, et malgré le poids de son corps elle reçoit les joies de l'esprit... La mémoire ne contient d'autre chose que moi, l'intelligence ne contemple d'autre objet que ma vérité, et l'amour, qui suit l'intelligence, n'aime et ne s'unit qu'à ce que voit l'intelligence. Toutes ses puissances sont unies, abîmées et consumées en moi. Le corps perd tout sentiment. L'œil en voyant ne voit pas, l'oreille en entendant n'entend pas, la langue en parlant ne parle pas, à moins que quelquefois, à cause de la plénitude du cœur, je ne permette à la langue de le laisser déborder et de parler pour la gloire de mon nom... Tous les membres sont liés et retenus par les liens de l'amour (1). »

Ainsi, l'extase des saints n'est pas et ne saurait être une attaque ; elle ne consiste pas dans un état des organes que la maladie frappe momentanément d'impuissance et soustrait à l'empire de la volonté. L'extatique n'est pas paralysé, il n'est que distrait ; ses organes sont dans l'immobilité du repos, et non dans l'immobilité de l'impuissance ; ses fonctions extérieures, pour recommencer leur jeu, n'ont besoin que d'un retour de l'attention.

Cela n'empêche pas que cet état de résolution nerveuse et musculaire ne puisse être accompagné accidentellement de quelque phénomène morbide qui vient s'y surajouter, s'y greffer. Si l'extatique porte en son organisme quelque disposition maladive, quelque névrose latente, il peut se faire que tels ou tels symptômes de la maladie se manifestent pendant l'extase. Et ne savons-nous pas qu'il y a des troubles morbides que l'exercice soutenu des forces corporelles empêche d'éclater et qui attendent, pour se manifester, le repos, cette résolution universelle où l'esprit, pour ainsi dire, cesse de soutenir la matière? Mais, qu'on le remarque bien, le symptôme morbide greffé sur l'extase sera de telle nature qu'il ne troublera pas les opérations intérieures. Unique et uniforme dans le même sujet, il variera dans les divers sujets comme leurs constitutions médicales. Voilà pourquoi les extatiques présentent assez souvent comme des fragments de névrose. Mais, au grand désespoir des nosographes, jamais l'extase

(1) Dialogue de sainte Catherine de Sienne, traduit de l'italien par L. Cartier t. I, p. 203.

ne s'encadre dans l'évolution régulière d'une attaque nerveuse, et, par conséquent, elle résiste aux tentatives de classifications officielles. Sainte Catherine de Sienne, par exemple, qui vient de nous apprendre, à la lumière de sa propre expérience, quelles sont les causes intimes de l'extase, était frappée de rigidité pendant qu'elle était sous l'influence de la communication divine, mais elle ne présentait pas d'autres symptômes. Quel médecin a jamais constaté une attaque de névrose réduite à cet unique phénomène? Encore pourrait-on soutenir que ce n'était là qu'un effet d'une contraction musculaire voulue quoique d'une manière irréfléchie.

Mais tout ce que nous soutenons ici est-ce autre chose qu'une hypothèse dont rien ne permet d'affirmer la réalisation? Avons-nous des signes qui, sous les défaillances des sens, révèlent avec certitude des opérations normales et même surnaturelles?

Oui, ces signes existent. Ils sont évidents; et ce qui est inexplicable, c'est que tant d'habiles gens, qui prétendent parler avec compétence des choses de l'esprit, ne les voien pas.

Quel est le caractère mental de toute crise nerveuse? C'est l'annihilation ou du moins un trouble profond des opérations de l'esprit. Quand le système nerveux est fortement ébranlé, incapable de ses fonctions normales, comme cela doit nécessairement avoir lieu dans toute crise, il ne permet plus à l'intelligence de s'exercer fructueusement; s'il exalte quelquefois l'imagination, ce n'est qu'aux dépens du jugement, du bon sens, de la raison, c'est-à-dire de l'intelligence proprement dite. Aussi, nous en appelons au témoignage des spécialistes, est-il rien de plus incohérent, de moins sensé, des plus niais que les visions recueillies par eux dans les extases de leurs névropathiques? Le contraire serait un miracle, par la raison qu'une horloge détraquée ne marque pas l'heure sans y être aidée.

Eh bien! les extases des véritables mystiques ont précisément pour marque distinctive des manifestations intellectuelles, non pas égales mais supérieures à ce que peut produire, dans l'état ordinaire, l'intelligence la mieux douée par la nature. Remarquez bien que nous ne parlons pas de l'imagination et de ses peintures, mais de cette faculté qui saisit et approfondit les vérités les plus hautes. C'est à ce signe, à ces manifestations supérieures, qu'on reconnaît la présence d'une lumière surhumaine ou au moins d'un secours extraordinaire prêté aux puissances naturelles. Voir ici un effet de la crise nerveuse, c'est au pied de la lettre expliquer la sûreté et la pénétration du regard par la cataracte et l'amaurose.

Or, tel est le prodige que présentent les extatiques approuvés par l'Église. Quiconque a lu leurs œuvres et les a lues avec compétence, ce point est à noter soigneusement, ne peut s'empêcher de le reconnaître. Nous avons entendu M. Legrand du Saulle nous déclarer qu'il suffit de lire la vie des extatiques pour reconnaître en ces personnages vénérés autant d'hystériques. Nous permettra-t-il d'avancer, avec tout le respect qui lui est dû, qu'il n'est peut-être pas très compétent. En fait de théologie, sait-il même son catéchisme ? Quant à la philosophie, hélas ! ce n'est point par là que brille la Faculté. En tout cas, on peut mettre au défi le célèbre praticien et une foule de ses collègues d'écrire une page digne même de loin des œuvres de sainte Thérèse, de sainte Catherine de Sienne, de la bienheureuse Angèle de Foligno, ou de tel autre mystique approuvé qu'il leur plaira de choisir. Jeanne d'Arc, dont on veut aussi faire une hystérique, et qui est fort au-dessous, pour la doctrine, des saintes que nous venons de nommer, fait preuve dans son interrogatoire d'une science merveilleuse; et il est bien sûr que tous ces créateurs d'hystériques sont à cent lieues de soupçonner en quoi consiste cette science. O juges ! avant de juger, prenez au moins connaissance du procès: il n'est jamais permis de deviner quand on prétend parler au nom de la science.

Ce n'est pas ici le lieu d'apporter des témoignages de la science admirable des mystiques approuvés: la place n'y suffirait pas. Ce sont d'ordinaire des traits d'une profondeur et d'une hauteur éblouissantes, et pour mettre à la portée du commun des lecteurs les richesses qui s'y trouvent renfermées, il faudrait des volumes. Nous ne craignons pas de dire qu'il y a dans sainte Thérèse, dans la bienheureuse Angèle de Foligno, dans sainte Catherine de Sienne, tels et tels passages que Bossuet lui-même n'aurait pas pu écrire. Or, les œuvres de ces mystiques ont été dictées pendant les extases, ou écrites pour recueillir quelques-unes des lumières de l'extase. Car, il ne faut pas l'oublier, les communications divines impriment dans l'âme des connaissances qui restent sa propriété. Les extases morbides au contraire laissent tout au plus le vague souvenir d'un songe évanoui.

Mais, sans entrer autrement dans une démonstration directe de la vérité que nous soutenons ici, nous pouvons en donner une preuve indirecte qu'il est on ne peut plus facile de comprendre. La sévérité des tribunaux ecclésiastiques quand il s'agit de prononcer sur l'orthodoxie d'une doctrine, est légendaire. Cette inflexibilité est même l'objet perpétuel des anathèmes de l'incrédulité: c'est à ce sujet qu'on a inventé le titre si bruyant de libre penseur, comme une protestation contre la ligne droite et rigide que l'Église impose au dogme. Rien n'est donc plus incontestable que le soin jaloux avec lequel l'Église veille sur la doctrine et ne laisse rien passer qui ne soit parfaitement orthodoxe dans les ouvrages qui sont soumis à son tribunal. Ce soin est peut-être plus grand encore quand il s'agit des écrits des saints personnages dont on instruit le procès de canonisation; car un saint canonisé est en même temps un modèle proposé à l'imitation des fidèles, et absoudre l'erreur chez lui serait ouvrir la porte à l'hérésie. On peut donc être parfaitement sûr que les écrits des mystiques canonisés sont de la plus pure orthodoxie. Or, qui l'ignore? la théologie est une science très vaste, très complexe, très délicate, très haute, une science où, après des études longues et profondes, il n'est pas rare qu'on s'égare. Il arrive cependant que de simples femmes, des jeunes filles, sans préparation spéciale, mais grâce à des communications extraordinaires qu'elles ont prétendu recevoir, s'avancent d'un pas assuré à travers des questions où les plus habiles hésitent, qu'elles s'élèvent même d'un seul élan à des vérités où des hommes de génie ne parviennent que péniblement et par des prodiges de réflexion. Cela arrive et l'Église, si jalouse d'exactitude en fait de doctrine, déclare solennellement que ces simples femmes, ces jeunes filles ne se sont pas le moins du monde écartées de sa vérité. Leur orthodoxie est donc bien incontestable, malgré les écueils sans nombre où elle pouvait faire naufrage, et où des milliers d'hommes bien plus instruits n'auraient pas manqué de plonger dans l'erreur. Faudra-t-il maintenant une dose bien grande de bon sens pour reconnaître dans ce fait autre chose qu'un accident morbide? pour y reconnaître un événement qui n'est pas au-dessous, mais fort au-dessus du cours normal des choses?

En résumé, l'hystérie, dans sa forme permanente, bouleverse et affaiblit les puissances de l'âme. Au contraire, l'Église ne propose à la vénération des fidèles que des personnages dont la vie a donné le spectacle permanent de facultés mentales admirablement réglées et constamment appliquées à la pratique des vertus héroïques. En second lieu, ce qu'on appelle les extases des hystériques sont des rêves incohérents encadrés dans des convulsions d'une violence extrême où les opérations de l'esprit sont anéanties. Au contraire, les extases des saints n'appartiennent jamais à l'évolution de la crise hystérique; calmes et doucement ordonnées, elles n'ont ni antécédents, ni conséquents morbides; et, d'autre part, elles sont accompagnées d'un exercice sublime des puissances supérieures de l'esprit, exercice qui est la cause même de la suspension des sens. Nous avons encore pour garant assuré des merveilleuses opérations de l'âme des extatiques, le jugement doctrinal et si rigoureux de l'Église. Donc, la conclusion qui s'impose à tout homme de sens en présence de ces phénomènes contraires, c'est que les saints canonisés ne sont pas hystériques.

Un savant d'une haute compétence dans la question des névroses a eu l'obligeance de nous faire observer, au cours de notre travail, que les désordres des facultés mentales ne se présentent pas chez tous les malades du moins au degré que nous avons marqué. Nous ne pouvons pas ne pas accueillir avec reconnaissance cette critique fondée sur des observations judicieuses et personnelles, d'autant plus qu'elle nous est une occasion et un moyen de préciser notre thèse.

L'hystérie n'est pas une maladie qui se présente toujours avec tous ses symptômes et toute son intensité. Souvent elle n'envahit qu'une partie du système nerveux, se manifestant tantôt par un symptôme, tantôt par un autre ; fréquemment modérée, sa violence est plus d'une fois très relative. Il ne sera donc pas étonnant que l'hystérique qui n'a que des fragments d'hystérie puisse rester à peu près saine dans ses facultés mentales ; il suffira que son cerveau soit très modérément envahi par le virus morbide, si l'on peut ainsi parler. Mais cette immunité ne se remarquera jamais dans l'hystérie pleine, celle qui a fait l'objet même de notre étude ; et, si l'hystérique partiellement atteinte reste saine en partie, elle n'est telle qu'autant qu'elle n'est pas hystérique. L'hystérie est donc en soi bien telle que nous l'avons décrite.

Du reste, notre éminent critique avoue en propres termes « qu'un œil exercé découvre presque toujours un stigmate mental » dans l'hystérique. Les désordres de l'esprit sont donc bien un effet constant de cette névrose, qui, pleinement développée, rendra la malade pleinement incapable des vertus chrétiennes.

Ajoutons que l'Église ne mettra jamais sur les autels un personnage en qui l'on aurait observé « quelque stigmate mental », c'est-à-dire « un caractère un peu difficile, une affectivité exagérée, des réactions exagérées. » L'Église ne propose à la vénération et à l'imitation des fidèles que des modèles parfaits.

Paris. — DEOUY, imprimeur, 8, rue François Ier

www.ingramcontent.com/pod-product-compliance
Ingram Content Group UK Ltd.
Pitfield, Milton Keynes, MK11 3LW, UK
UKHW020409220726
13923UKWH00004B/1834